Apprendre à se servir des toilettes

Le guide de l'apprentissage
de la propreté pour garçons
et filles

Par Elizabeth Paterson

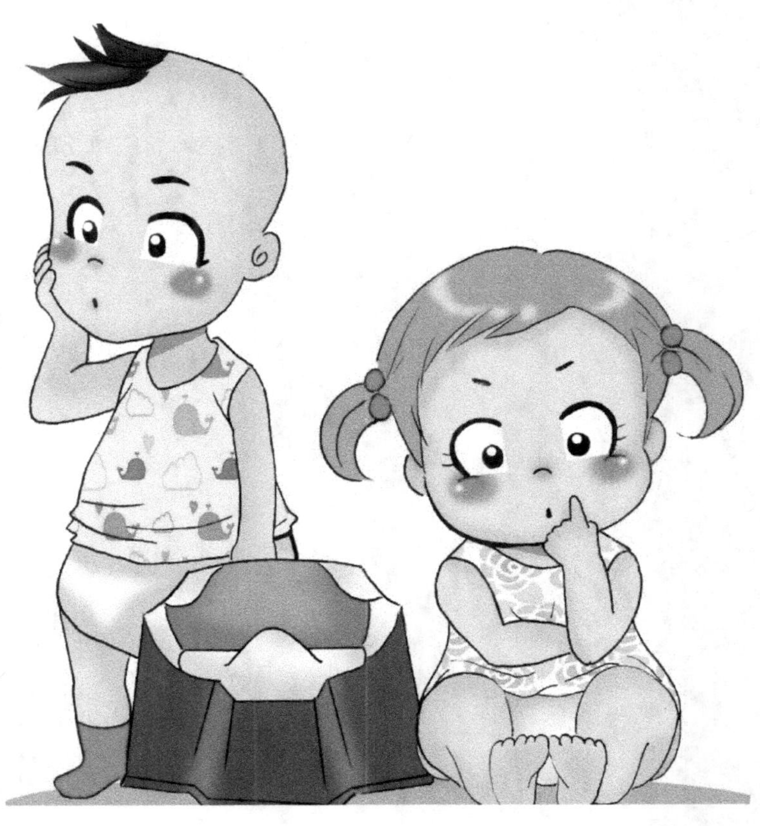

Table des matières

Introduction

L'apprentissage de la propreté chez les jeunes enfants se fait généralement entre l'âge de 18 mois et l'âge de 3 ans. Certains enfants sont précoces, alors que d'autres ont besoin d'un peu plus de temps. Apprendre à se servir des toilettes et ne plus dépendre de couches est une étape importante dans le développement de votre enfant et participe pleinement à son indépendance. Elle marque la transition entre le stade de bébé et celui de petit garçon ou de petite fille. C'est également un moment important pour les parents, après tout, terminé les achats et changements de couches peu ragoutantes. En même temps, c'est souvent un moment redouté et la pensée d'un accident a certainement déjà croisé votre esprit plus d'une fois ! Pour tout vous dire, les accidents font partie du processus d'apprentissage et ils arriveront probablement, mais il existe des façons de les anticiper et de réduire les risques que cela se produise, du moins dans une certaine mesure.

En pratique, les parents sont souvent pressés par leur entourage à arrêter l'utilisation des couches et à pousser leurs enfants à se servir le plus tôt possible des toilettes. En fait, il semble que, lorsqu'il s'agit de l'éducation de votre enfant et de son bien-être, tout le monde a une opinion sur ce qu'il faut faire ou ne pas faire, quand le faire et comment. A croire que nous parents soyons les derniers informés ! Apprendre à se servir des toilettes n'y fait pas exception. Si une partie de ces conseils est certainement utile, il y a également beaucoup de désinformation et de pression inutile sur nos épaules et par répercussion sur celles des enfants.

C'est pour ces raisons que j'ai réuni dans cet ouvrage les principales informations dont les parents peuvent avoir besoin sur ce sujet, y compris en amont et en aval du processus d'apprentissage.

Apprendre à un jeune enfant à aller sur le pot n'est pas un exercice aussi compliqué que ce qui vous est parfois présenté ici et là. Il existe plusieurs méthodes d'apprentissage efficaces et qui ont fait leurs preuves. S'il est possible d'apprendre à votre enfant à se servir des toilettes en seulement un jour ou deux, littéralement, la plupart des méthodes vous aideront à obtenir ce résultat en moins d'une semaine, mais pour cela il faut que votre enfant soit prêt. Maintenant, il faut bien voir que chaque enfant est différent, et qu'il n'y a pas nécessairement lieu de s'inquiéter si le vôtre prend plus de temps que ses camarades de crèche ou d'école ou que les enfants de vos amis à franchir cette étape.

Pour le moment, voici ce qu'il faut garder à l'esprit :

1. L'apprentissage de la propreté est une étape importante et naturelle (même si elle nécessite un peu d'aide de la part des parents) ;

2. Tous les enfants ne sont pas les mêmes. Ce qui est vrai pour l'un peut ne pas l'être pour un autre, et certains enfants apprendront plus vite que d'autres. C'est juste ainsi ;

3. Il existe des circonstances dans lesquelles un enfant aura besoin de l'aide d'un expert pour l'aider à franchir cette étape ;

4. Ce n'est que dans de très rares cas, pour des enfants souffrant d'un handicap, que nous rencontrerons de vraies difficultés.

5. Patience et persévérance sont la clé de tout.

Quelques éléments physiologiques de base

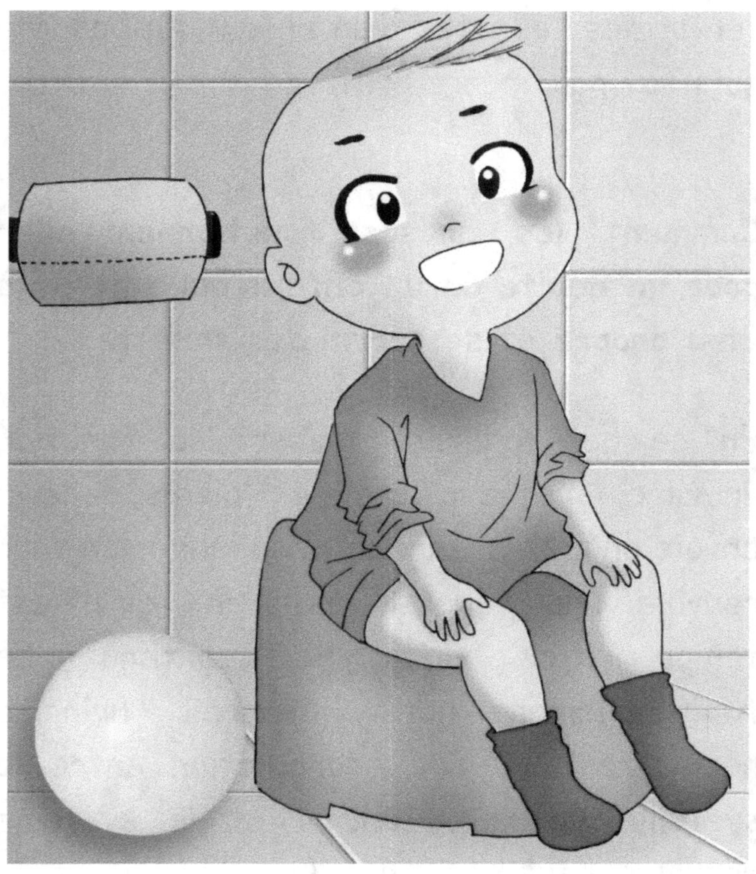

Commençons par quelques éléments physiologiques de base qui vous aideront à comprendre en termes simples ce qui se produit à l'intérieur de notre corps et ce qui différencie une personne qui peut se servir des toilettes d'un enfant en bas âge qui n'est pas encore prêt.

Comment les choses fonctionnent-elles pour un adulte ou un enfant qui sait déjà être propre et se servir des toilettes ?

En ce qui concerne d'abord la fonction urinaire, lorsque la vessie est pleine, celle-ci envoie un message au cerveau, qui à son tour renvoie une réponse indiquant qu'il est temps d'en vider le contenu. Le fonctionnement de l'appareil urinaire nécessite donc une coordination entre le système nerveux central et le système nerveux périphérique. La vidange de la vessie est une action volontaire.

Pour le reste, les matières fécales remplissent le rectum et le canal anal après absorption de l'eau et des sels par le gros intestin. Lorsqu'il est temps d'éliminer, les nerfs qui se trouvent à l'extrémité de la région rectale envoient un stimulus à notre cerveau. Notre corps répond alors aux messages renvoyés par le cerveau et expulse volontairement la matière fécale au moment opportun et dans un lieu qui l'est tout autant.

Comment les choses fonctionnent-elles pour un enfant en bas âge qui n'est pas encore propre ?

Les signaux qui sont envoyés lorsque la vessie est pleine voyagent ici encore à travers la moelle épinière mais au lieu d'arriver au cerveau, ceux-ci sont renvoyés en cours de chemin par réflexe. L'enfant fait ses besoins à l'endroit et au fur et à mesure qu'il reçoit la réponse. Aucune action volontaire n'est initiée par l'enfant.

Les réponses volontaires commencent à apparaître à un stade de la croissance de l'enfant qui se situe généralement autour de l'âge de 2 ans, parfois un peu plus tôt. Cependant, cet âge varie d'un enfant à l'autre. Tout le monde est différent. Il faut parfois attendre jusqu'à l'âge d'environ 3 ans pour que tout cela commence à se mette en place. C'est juste comme cela. Si vous pensez que votre enfant prend trop de temps à atteindre ce stade de croissance n'hésitez toutefois pas à en parler à votre pédiatre.

Les erreurs classiques

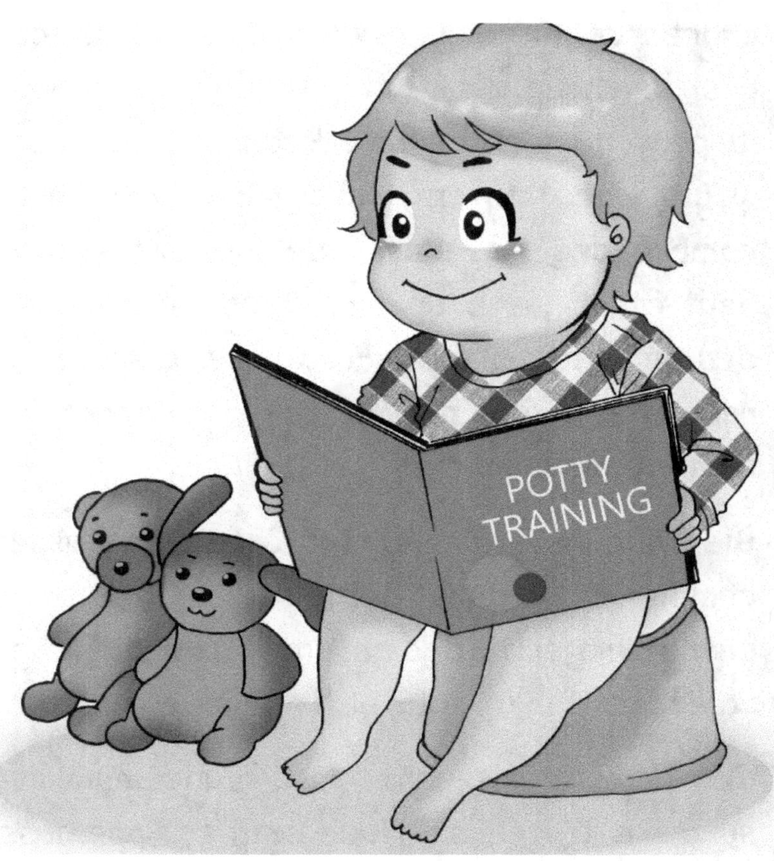

L'apprentissage de la propreté ? C'est facile !

De nombreux parents pensent que puisque l'apprentissage de la propreté est un processus naturel celui-ci ne nécessitera pas beaucoup d'efforts de leur part ou de la part de leur enfant. Beaucoup espèrent qu'un jour l'enfant sera assez mûr pour comprendre les choses de lui-même (avec, peut-être, juste un peu d'aide de la part des parents) et qu'il saura ensuite se servir rapidement du pot ou des toilettes de manière autonome.

Bien que cela puisse tout à fait se passer comme cela dans certains cas, pour la grande majorité des enfants l'apprentissage va nécessiter un tout petit plus de travail.

Ces parents risquent d'avoir une mauvaise surprise en réalisant que ce n'est pas aussi facile qu'ils l'avaient initialement imaginé. Cette déception peut alors se transformer en irritation ou en frustration. Aucun jugement ici, simplement une réalité qui arrive plus souvent que l'on ne peut l'imaginer. Nous sommes tous les humains. Cette déception des parents peut ensuite être ressentie par l'enfant ce qui peut alors avoir pour conséquence de rendre le processus plus difficile qu'il ne devrait l'être.

Lorsque les jeunes enfants ont des frères ou des sœurs plus âgés, les choses peuvent être un peu plus faciles. Ces enfants montrent en effet souvent beaucoup d'intérêt et de curiosité pour ce que font leurs ainés, et il n'est pas rare que leur curiosité concerne aussi ce qui se passe dans les toilettes. Chez ces enfants vous avez une plus grande probabilité qu'ils comprendront seuls et rapidement ce qu'ils doivent faire après avoir observé leur grand frère ou leur grande sœur. Souvent, les plus studieux demanderont même à les suivre aux toilettes pour voir cela de plus près !

Se fier à la rapidité avec laquelle l'enfant a déjà franchi les différentes étapes de son développement

Les parents fondent souvent leurs attentes en la matière sur les différentes étapes de croissance déjà franchies par leur enfant, sur son tempérament et sur sa « facilité à apprendre ».

En réalité, la question de savoir si l'enfant est prêt à apprendre à aller sur le pot n'a aucune relation de cause à effet avec le passage de ces autres étapes de croissance. Elles peuvent être prises en considération pour essayer d'estimer si l'enfant est prêt mais plusieurs autres facteurs, que nous aborderons plus tard dans ce livre, entrent aussi en ligne de compte.

Une trop grande attention portée aux conseils de l'entourage

Beaucoup de nouveaux parents, et même parfois de parents qui ont déjà eu des enfants plus âgés mais qui n'avaient pas rencontré de problème particulier avec leurs ainés, essayent de recueillir des informations et des conseils du côté de la famille ou de leur cercle d'amis proches.

Ces conseils sont le plus souvent fournis par les proches sur la base de leur propre expérience et sur ce qui a bien fonctionné avec leurs propres enfants. Cependant, ce que nombre de parents, ainsi que leurs proches, ne voient pas est que l'âge auquel un enfant apprend à se servir des toilettes, le temps que cela prend, et la question des « rechutes » éventuelles varient complètement d'un enfant à l'autre.

Considérer la partie comme gagnée un rien trop tôt

La plupart des parents considèrent souvent que les choses sont gagnées lorsque l'enfant a été propre plusieurs jours de suite. Ils sont surpris, voire désabusés, quand soudainement, l'enfant a un accident, puis un autre. Lorsque cela arrive il n'est pas rare que cela frustre les parents, c'est après tout un pas en arrière, qui se double d'ailleurs aussi souvent d'un nettoyage de tapis... Les parents peuvent alors montrer leur déception ou leur énervement devant l'enfant, ce qui – comme nous le savons maintenant - ne fait qu'aggraver la situation.

Pousser l'enfant à apprendre la propreté à un très jeune âge

Certains parents ont parfois des attentes irréalistes concernant l'âge auquel leur enfant devrait franchir cette étape. Ces parents pensent qu'au plus tôt cet apprentissage commence au plus cela sera facile pour l'enfant (et pour eux). Certains y voient même un indicateur de la précocité de leur enfant.

S'il est vrai que certains parents parviennent à apprendre à leur enfant à se servir seul du pot à un très jeune âge, beaucoup n'y parviennent pas aussi rapidement, notamment pour les raisons évoquées plus haut. Pousser un enfant trop tôt est en fait une erreur qui peut aboutir à frustrer les parents s'il échoue, mais qui peut aussi faire peser une pression inutile sur l'enfant et même avoir des conséquences néfastes sur sa santé.

L'enfant est-il prêt?

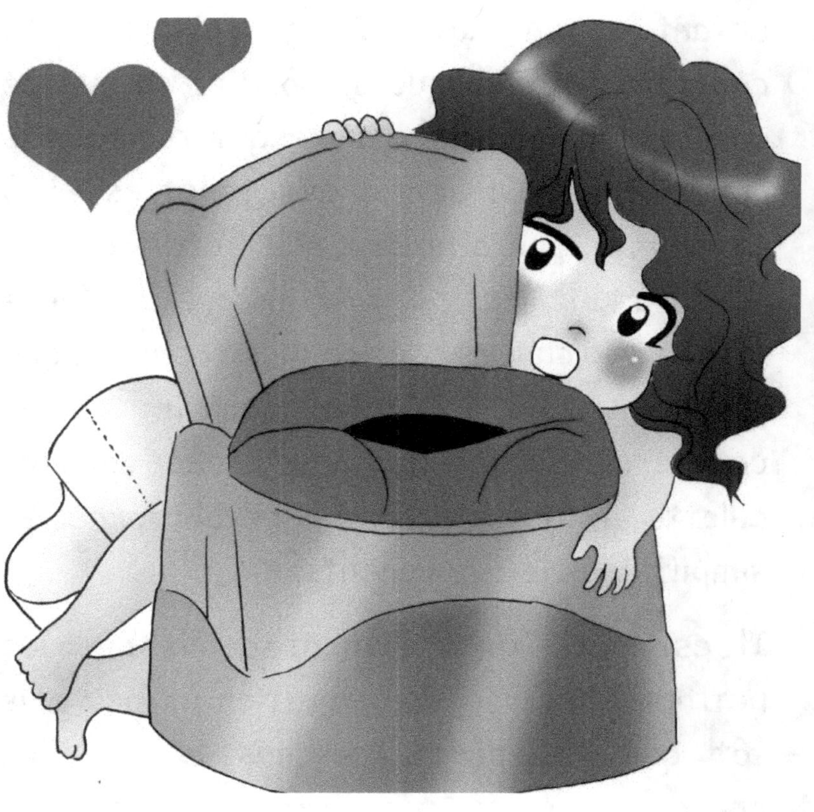

Selon l'académie américaine de la pédiatrie un enfant peut être prêt à commencer à se servir des toilettes entre l'âge de 18 mois et l'âge de 36 mois. Mais cet âge n'est pas un point de repère précis et il diffère d'un enfant à un autre. Il a d'ailleurs été constaté en Amérique du nord et en Europe que les enfants ont maintenant tendance à apprendre à se servir des toilettes et à devenir propre à un âge plus tardif que ce qui était le cas il y a encore quelques dizaines d'années de cela. Ce phénomène pourrait être dû en partie à la commercialisation de masse des couches culotte jetables qui ont révolutionné et simplifié la vie des parents.

Il est aussi généralement admis que les petites filles font la transition un peu plus tôt que les petits garçons et qu'elles prennent moins de temps qu'eux à apprendre une fois le processus engagé. Mais le temps que tout cela prend dépend d'un enfant à l'autre. Si pour certains les choses peuvent aller très vite, une semaine peut parfois suffire voire moins, pour d'autres les choses peuvent aussi prendre plusieurs mois. Ici, soyons clairs : ce que nous entendons par « processus » ne se limite pas pour l'enfant à se rendre sur le pot et à y faire ce qu'il a y faire. Ce terme englobe bien évidemment la capacité de se soulager sur les toilettes sans salir ses vêtements mais aussi l'apprentissage des différentes actions qui y sont associées comme se déshabiller, utiliser le papier toilette sans redécorer toute la pièce, se rhabiller et se laver les mains. C'est l'acceptation généralement retenue en Europe et en Amérique du Nord lorsque l'on parle d'apprentissage de la propreté de l'enfant. En revanche, lorsque nous parlons d'apprentissage de la propreté nous n'incluons pas le fait de ne plus faire pipi au lit, ce qui pour certains enfants peut prendre plusieurs mois de plus, voire parfois plusieurs années.

Indicateurs que votre enfant est prêt :

L'apprentissage de la propreté suppose que l'enfant soit physiologiquement et neurologiquement prêt pour cela. Les parents (et éventuellement les gardiens) doivent donc faire attention au comportement de l'enfant et surveiller les différents indicateurs qui peuvent signaler que le moment est venu.

Une multitude de signes peuvent indiquer que l'enfant est prêt. Par exemple :

1. L'enfant observe les autres aux toilettes avec un certain intérêt (souvent un frère ou une sœur) ;

2. L'enfant peut s'asseoir sans interruption pendant un certain temps lorsque cela lui est demandé ;

3. L'enfant essaye d'imiter les actions des personnes qui l'entourent ;

4. L'enfant peut se retenir d'uriner pendant un temps relativement long, environ 2 heures ou plus ;

5. L'enfant essaye de retirer son pantalon ou lève sa robe quand il sent le besoin arriver ;

6. L'enfant se tortille, fléchit ses jambes, s'accroupie ou fait d'autres mouvements similaires lorsqu'il sent le besoin arriver ;

7. L'enfant est gêné s'il salit ses vêtements et il le fait comprendre (à sa manière) ;

8. L'enfant essaye de mimer qu'il voudrait aller aux toilettes ;

9. L'enfant a suffisamment de dextérité pour baisser et

remettre ses vêtements et ses sous-vêtements ;

10. L'enfant est en mesure de comprendre des instructions orales simples et de les suivre, afin de pouvoir accomplir les tâches nécessaires liées à l'utilisation des toilettes.

Chaque enfant a sa propre manière d'exprimer qu'il est prêt.

Notez bien que ces points ne sont que des exemples et non une liste exhaustive. Par ailleurs un enfant peut montrer plusieurs de ces signes ou presque tous. Il n'y a pas de règle. Votre rôle en tant que parent est d'évaluer s'il est prêt en fonction de ces critères et de décider s'il faut commencer son apprentissage ou s'il faut attendre encore un peu.

Les principales méthodes d'apprentissage

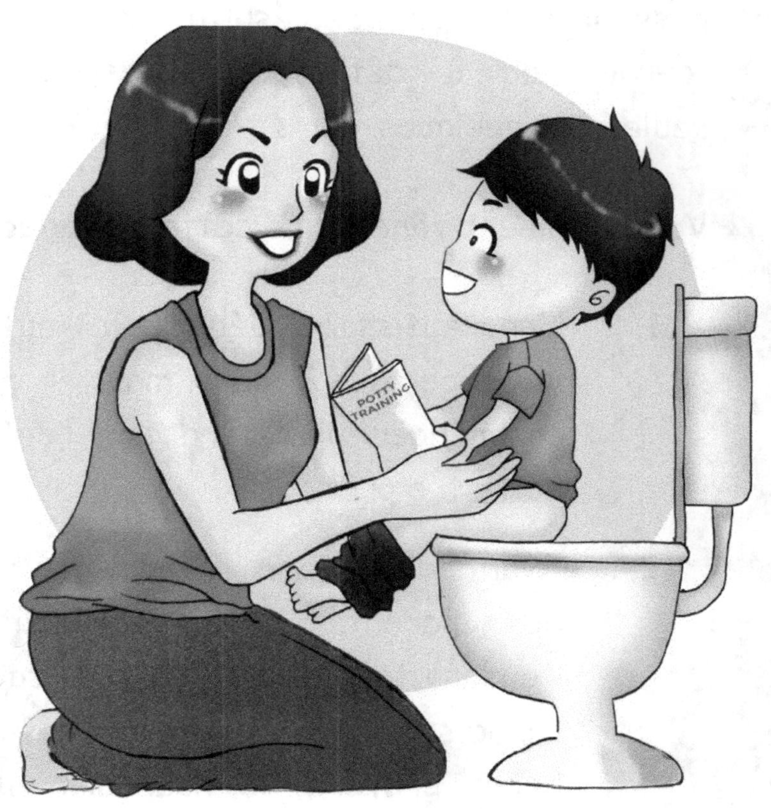

La méthode d'apprentissage en un jour

Bien que cela puisse sembler a priori complètement irréaliste et infaisable, l'expérience montre qu'il est tout à fait possible d'arriver à ce résultat en une seule journée ou à défaut, en l'espace de seulement quelques jours.

Voici comment fonctionne cette méthode :

1. L'apprentissage débute ici autour de l'âge de 2 ans, mais il peut commencer plus tard car l'enfant doit être prêt ;

2. Avant d'attaquer la pratique, l'un des parents doit enseigner à l'enfant tout ce qu'il lui faut savoir sur le sujet. Généralement, le super héros préféré, le nounours ou la poupée préférée est pris comme exemple afin de montrer à l'enfant,

étape par étape, tout ce qu'il doit reproduire. En raison de l'existence d'un lien affectif entre l'enfant et le jouet, les explications et les instructions données par cet intermédiaire seront perçues positivement par l'enfant ;

3. Le super héros, le nounours ou la poupée reçoit alors une récompense lorsqu'il assouvi ses besoins avec succès et fait tout ce qui est attendu de lui, comme par exemple retirer et remettre ses vêtements. Alternativement, il est aussi possible d'organiser une petite fête ou célébration en son honneur. L'enfant doit voir et comprendre qu'une forme de récompense y est associée ;

4. Une fois que l'enfant a complètement compris et assimilé ce que l'on attend de lui, il est

temps pour lui de passer à la pratique. A ce stade l'enfant doit être complétement prêt, physiquement et mentalement, à se lancer ;

5. L'enfant peut utiliser une culotte de propreté afin de l'encourager et de lui donner un certain sentiment d'accomplissement ;

6. Comme pour le jouet, l'enfant doit ensuite recevoir une récompense lorsqu'il réussit à se servir correctement des toilettes et à faire ce que l'on attend de lui.

Cette méthode suppose que le parent pousse l'enfant à boire suffisamment de liquides pour l'inciter à se rendre sur le pot. Naturellement, l'enfant ne doit pas non plus boire trop, les parents doivent rester raisonnables et ne pas être dans l'excès !

La méthode conventionnelle

A côté de cette première méthode, la méthode la plus commune et la plus populaire chez les parents est la suivante :

1. L'apprentissage débute ici aussi généralement autour de l'âge de 2 ans, mais il peut commencer plus tard ;

2. Les parents doivent évaluer le développement physiologique, psychologique et neurologique de l'enfant afin de déterminer s'il est prêt à commencer l'apprentissage. Les parents doivent aussi déterminer s'il est capable d'effectuer les différentes tâches annexes que nous avons décrit plus haut. Les grands-parents peuvent

bien sûr aussi participer à ces évaluations ;

3.	Lorsqu'ils concluent que l'enfant est prêt, les parents doivent alors lui expliquer quoi faire, quand et comment. Ici, aucun jouet n'est utilisé pour expliquer tout cela. Un point important est que les parents doivent bien faire comprendre à l'enfant qu'il doit leur signaler son envie chaque fois que celle-ci se fait sentir.

4.	Les parents doivent ensuite lui rappeler de se signaler à chaque fois que l'heure habituelle d'aller aux toilettes approche. De cette manière, l'enfant va apprendre petit à petit à demander à ses parents de se rendre aux toilettes le moment venu et c'est cette discipline qui va permettre de le faire évoluer progressivement vers de plus en plus d'autonomie ;

5.   Comme dans la méthode précédente, les parents doivent féliciter l'enfant à chaque fois qu'il réussit à faire ce qui est attendu de lui. C'est un aspect essentiel de cette technique ;

6.   Pour donner confiance à l'enfant il est aussi recommandé de recourir de moins en moins aux couches culotte en en diminuant l'usage, jusqu'à les supprimer complétement à court terme ;

7.   Pour que cette méthode produise les résultats attendus le plus tôt possible mais aussi pour éviter les "rechutes", les parents doivent informer les personnes qui peuvent avoir la garde de l'enfant, par exemple pendant la journée

lorsqu'ils sont au travail, qu'ils utilisent cette méthode et leur expliquer en quoi elle consiste et quoi faire.

8. Il est à noter que cette méthode fonctionne également pour apprendre à l'enfant à ne plus faire pipi au lit mais cet apprentissage prend généralement un peu plus de temps. Il ne faut donc pas être étonné s'il faut attendre un peu plus pour commencer à voir des résultats apparaitre.

La méthode assistée

Cette méthode est parfois aussi appelée la méthode « communication élimination ». Elle est couramment employée dans plusieurs pays en voie de développement et est une méthode très populaire en Chine. Celle-ci suppose une grande proximité de l'un au moins des parents avec l'enfant, généralement la mère.

L'apprentissage commence vers l'âge de 6 mois, soit bien avant les autres méthodes, et il suppose l'absence totale de couches culotte. Oui, vous lisez bien : aucune couche culotte !

Comme son nom le suggère, cette méthode repose sur la communication entre le parent et l'enfant et pour une part importante sur l'aide apportée par le parent.

Le parent doit s'habituer à repérer les signaux que l'enfant envoie au moment de faire ses besoins. Cela peut être une grimace, des pleurs ou autre. Le parent doit alors l'amener aux toilettes ou sur le pot et le tenir bien en place au-dessus afin de lui permettre de faire ce qu'il a à y faire.

Au moment où l'enfant se soulage, le parent doit alors faire un bruit bien distinctif (le bruit de son choix). Celui-ci sera alors associé, par répétition, dans l'esprit de l'enfant à l'élimination. Ce bruit pourra plus tard être utilisé pour signaler à l'enfant qu'il doit se rendre aux toilettes ou sur le pot.

Bien que cette méthode soit répandue dans de nombreux pays, elle est relativement difficile à mettre en œuvre dans les familles où les deux parents travaillent en raison de la nécessité d'une présence quasi-permanente de l'un d'entre eux. Il est toutefois possible de l'adapter mais l'enfant devra alors porter des couches culottes pour éviter les accidents. L'enfant pouvant être très jeune, il est toujours préférable de recueillir l'avis de son pédiatre sur l'opportunité d'y recourir.

Les difficultés rencontrées par les enfants

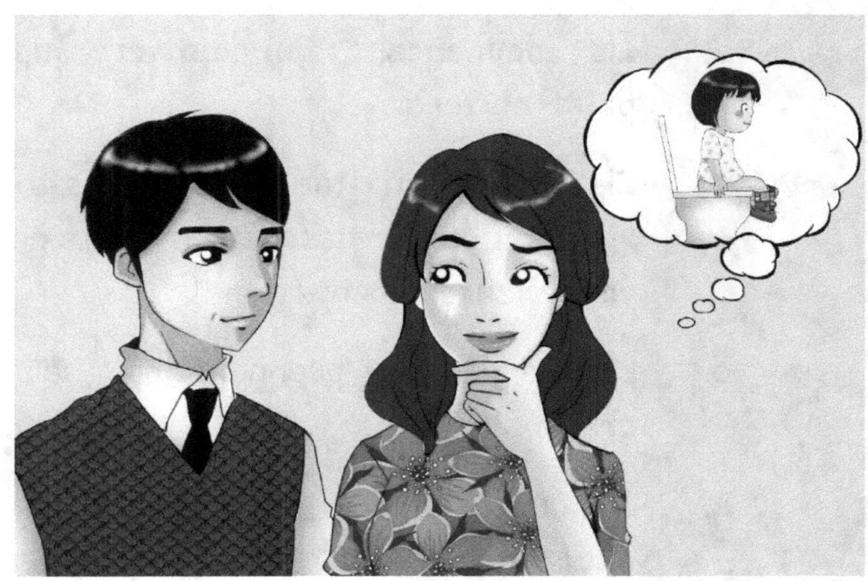

Dans la pratique, de nombreux enfants rencontrent des difficultés. Le plus souvent ceci tient à l'une des raisons suivantes :

a. Ils commencent à apprendre à se servir des toilettes à un âge trop précoce ;

b. Ils commencent, au contraire, un peu trop tard ;

c. Ils ont une attitude rebelle vis-à-vis de l'apprentissage et/ou vis-à-vis de leurs parents ;

d. Les parents s'y prennent mal (cela arrive parfois) ;

e. Ils ont une condition médicale qui peut faire obstacle à une transition facile.

Examinons de plus près chacune de ces raisons.

Commencer à apprendre à se servir des toilettes trop tôt

A priori, commencer tôt peut sembler être une bonne chose mais en réalité ceci peut être contre-productif, voire mauvais pour l'enfant.

Se soulager dans une couche culotte est généralement considéré comme une bonne chose pour l'enfant qui n'est pas encore prêt à aller à la selle. Cela contribuerait au bon développement de sa vessie.

Si, maintenant l'enfant est poussé à utiliser les toilettes avant que son corps y soit prêt il risque alors d'essayer de se retenir ce qui peut être ici au contraire mauvais pour le bon développement de sa vessie.

Selon une étude conduite par le Wake Forest Baptist Medical Center aux Etats-Unis, commencer à apprendre à se servir des toilettes avant l'âge de 2 ans peut par la suite conduire à des problèmes d'incontinence urinaire pendant la journée. En outre, parce qu'ils retiennent leurs selles plus longtemps qu'ils ne le devraient, ces enfants peuvent rencontrer des problèmes de constipation.

A côté de cela, ces situations peuvent conduire à de la frustration, à une attitude négative et à d'autres répercussions psychologiques chez l'enfant.

Par conséquent, il est sage de ne pas pousser un enfant à se servir des toilettes avant qu'il soit vraiment prêt pour cela. En cas de doute, les parents devraient discuter de la situation spécifique de leur enfant avec son pédiatre.

Commencer à apprendre à se servir des toilettes trop tard

Retarder l'apprentissage de l'enfant pour commencer à un âge un peu tardif (3 ans et plus) serait tout autant préjudiciable selon la même étude citée un peu plus haut. Ceci peut ici aussi conduire à des problèmes de constipation et l'enfant risque de montrer une certaine forme de résistance à l'apprentissage.

Les enfants réfractaires

Certains enfants, qui semblent être physiquement et physiologiquement prêts à commencer leur transition, s'opposent pourtant catégoriquement à toutes les tentatives de leurs parents.

Un enfant de 3 ans ou plus qui refuse de se rendre au pot malgré les tentatives répétées de ses parents, et ce sur une certaine période de temps, peut être considéré comme un enfant réfractaire.

Il existe ainsi des enfants, qui, même placés au-dessus des toilettes et alors qu'ils en ont vraiment envie, préféreront malgré tout se retenir pour se soulager dans leur couche dès qu'ils pourront quitter le pot !! Ceci peut être très frustrant pour les parents. Certains de ces enfants peuvent même aller jusqu'à préférer salir leurs vêtements ou se retenir plus que ce qui est raisonnable, ce qui peut conduire à des problèmes de constipation ajoutant encore plus à la difficulté de la transition.

De nombreuses raisons peuvent expliquer ce type de comportement. L'enfant peut être paresseux, têtu, désintéressé ou tout simplement avoir peur des toilettes. A cet âge un rien peut être effrayant. Dans certains cas, cette résistance peut aussi être une forme de révolte contre l'insistance parentale.

Que faire dans ce cas ?

1. Ne plus rappeler à l'enfant qu'il doit se rendre aux toilettes. Ces enfants ne veulent pas suivre les instructions (directes) de leurs parents, une stratégie peut donc consister à indirectement l'encourager à s'y rendre et à lui donner le sentiment d'avoir

accompli quelque chose. Cela fonctionne à merveille.

2. Puisque l'enfant est déjà assez mûr pour comprendre la plupart des instructions orales, les parents peuvent lui expliquer posément sans donner d'ordres ni d'instructions qu'utiliser les toilettes et ne plus salir ses couches culottes est la bonne chose à faire. L'enfant a conscience de ce qui est bien ou mal et le lui expliquer aide à lui faire comprendre ce qui est attendu de lui.

3. Commencer à retirer les couches culotte ou les utiliser un peu moins. Cela poussera l'enfant à se rendre aux toilettes quand il en ressentira le besoin car à cet âge un jeune enfant est en principe suffisamment mûr pour comprendre qu'il est désagréable d'avoir des

sous-vêtements sales et que ce n'est pas confortable.

4. Lorsqu'un enfant refuse non seulement d'utiliser les toilettes mais essaye également de se retenir des problèmes de constipation et d'autres problèmes médicaux peuvent apparaitre. Pour essayer d'éviter cela, les parents peuvent s'asseoir avec l'enfant et lui expliquer pourquoi se soulager est une bonne chose. Il existe de nombreux livres et DVD conçus pour expliquer ce processus à une très jeune audience. Ce sont des outils pédagogiques très utiles pour des enfants de cet âge.

5. Choisir un jouet que l'enfant apprécie tout particulièrement, une bande dessinée fait même parfois l'affaire, et s'en servir comme moyen de récompense lorsque

l'enfant utilise les toilettes. Il ne faut alors permettre à l'enfant de jouer avec le jouet que pour un temps limité et sous le contrôle de l'un des parents afin qu'il apprécie vraiment ce moment.

6.   Documenter les efforts de l'enfant, si possible au moyen d'une charte, et montrer cela au médecin de famille. Les encouragements du médecin, une autorité pour l'enfant, l'aideront à poursuivre les efforts dans la bonne direction.

7.   Pour les enfants qui ont peur de se rendre aux toilettes, notamment par peur d'y tomber, il est recommandé d'utiliser un petit tabouret ou une petite boîte afin que l'enfant puisse s'asseoir plus confortablement et qu'il puisse y reposer ses pieds. Il se sentira ainsi plus en sécurité. Si vous

utilisez une boîte, assurez-vous qu'elle soit bien stable et que l'enfant ne peut pas tomber. Alternativement, il est possible d'essayer de se servir uniquement d'un petit pot dans un premier temps jusqu'à ce que l'enfant commence à prendre confiance en lui. Réciproquement, si l'enfant n'aime pas le pot, les parents peuvent l'encourager à utiliser directement les toilettes. Le confort de l'enfant est essentiel.

Quand les parents s'y prennent mal

Quelle que soit la méthode que les parents souhaitent adopter pour apprendre à leur enfant à se servir des toilettes, il y a certaines choses à faire et d'autres à ne pas faire afin de faciliter la transition.

Les choses à faire :

1. Prêter attention à la maturité de l'enfant et aux diverses étapes de son développement qu'il a déjà franchies afin de décider s'il est temps de commencer à aller aux toilettes. Ceci peut être discuté avec un pédiatre. Vous ne devez pas nécessairement prendre cette décision tout seul. Ceci est l'étape la plus importante car la maturité, l'aptitude physique et la bonne

volonté sont les facteurs principaux dans l'apprentissage de la propreté.

2. Choisir un petit pot qui plait à l'enfant, ou le laisser utiliser les toilettes si c'est son choix. Le lieu choisi doit être un endroit agréable pour que l'enfant se sente à l'aise et que s'y rendre ne soit pas un effort ou une épreuve.

3. Déterminer à quel moment l'enfant est susceptible d'avoir besoin de se soulager et l'emmener au pot. C'est une phase transitoire. L'objectif ultime est bien sûr que l'enfant aille ensuite tout seul aux toilettes par lui-même.

4. Expliquer à l'enfant l'importance d'utiliser les toilettes et de devenir propre et mettre cela en perspective. Naturellement, s'agissant d'un enfant en bas âge il faudra choisir des mots

appropriés. L'idée est de lui faire comprendre l'importance du saut qu'il s'apprête à faire, ce qui l'encouragera et l'aidera à se sentir fier au lieu de considérer cela comme un obstacle à surmonter.

5.   Les félicitations et les incitations doivent faire partie intégrante du processus, cela aidera grandement l'enfant à franchir le pas.

Les choses à ne pas faire :

1.   Ne jamais forcer l'enfant à utiliser les toilettes, quelles que soient les circonstances. Cela pourrait au final rendre les choses bien plus compliquées qu'elles ne doivent l'être.

2.   Un accident ou une phase de régression après une transition visiblement réussie est quelque

chose de tout à fait normal. Les parents ne doivent pas montrer leur déception ou leur frustration car ceci pourrait se refléter sur le comportement de l'enfant.

3. Certains enfants ne s'adaptent pas facilement et peuvent prendre du temps pour y arriver, au plus grand désespoir des parents. Encore une fois, à aucun moment l'enfant ne doit voir votre exaspération.

4. Ne jamais punir l'enfant en cas d'absence de progrès, de résistance, d'accident, de régression etc.

5. Ne jamais forcer l'enfant à rester sur le pot dans l'espoir que ce qui doit arriver arrive. Ceci risquerait de conduire l'enfant à se rebeller.

6.	Ne pas restreindre les activités physiques de l'enfant en réponse à ses difficultés. Ceci pourrait avoir un impact encore plus défavorable. L'activité physique est essentielle pour maintenir votre enfant en bonne santé et pour son bien-être, ce qui est l'un des facteurs clés d'une bonne transition.

Problèmes médicaux

Dans certains cas, les problèmes médicaux peuvent venir interférer et rendre la transition difficile. Ceux-ci doivent absolument être portés à la connaissance du pédiatre de l'enfant.

L'encoprésie

L'encoprésie est le terme utilisé quand un enfant laisse passer des matières fécales à plusieurs reprises à des moments inappropriés. La cause principale de l'encoprésie réside dans un état de constipation chronique qui peut provenir de stress, d'une insuffisance de fibres dans l'alimentation, du fait que l'enfant ne boit pas assez d'eau, ou parfois d'autres raisons médicales comme l'existence d'une blessure près de l'anus.

La solution peut résider dans un changement de régime alimentaire ou d'habitudes de toilette pour permettre à l'enfant d'évacuer plus facilement et complètement. Si la cause du problème est le stress, la solution pourra consister à fournir à l'enfant une atmosphère et un environnement sans stress. Dans certains cas, une psychothérapie peut également être recommandée.

L'énurésie

L'énurésie est une forme d'incontinence. Fondamentalement, l'enfant ne peut pas contrôler à quel moment il doit vider sa vessie. Le plus souvent l'énurésie se manifeste lorsque l'enfant est au lit, mais l'enfant peut également avoir des accidents pendant la journée. Quel que soit le moment auquel ces accidents se manifestent, la vidange de la vessie est un acte involontaire, et par conséquent les parents doivent faire en sorte que l'enfant ne se sente pas coupable. Ce n'est absolument pas de sa faute.

Quand les parents doivent-ils chercher de l'aide ?

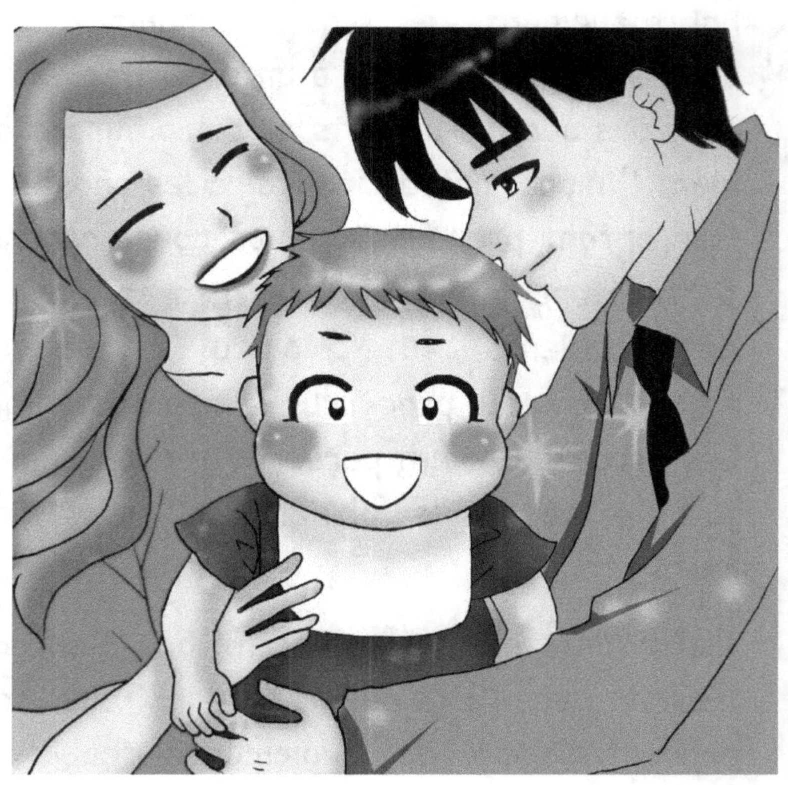

Comme nous l'avons déjà indiqué, le temps nécessaire pour qu'un enfant transitionne complètement dépend de nombreux facteurs. Cela peut se faire très rapidement ou bien nécessiter plus d'efforts. Le fait qu'un enfant prenne un peu plus de temps que ce qui est habituellement le cas ne signifie pas nécessairement qu'il y a un problème. Il ne faut pas que les parents se culpabilisent ou aient l'impression de mal faire les choses si leur enfant prend son temps pour franchir cette étape ou s'il y a des régressions ou des accidents. Tout cela peut arriver et fait partie du processus d'apprentissage. Les parents doivent persévérer patiemment jusqu'à ce qu'ils obtiennent enfin des résultats.

Cependant, si à l'âge de 3 ans l'enfant n'arrive pas à s'adapter alors que son apprentissage a déjà commencé depuis un certain temps, ou si les parents soupçonnent (à tout moment) que l'enfant pourrait avoir un problème médical (comme de la constipation ou de la diarrhée), ils devraient consulter le pédiatre de l'enfant sans attendre.

Toute question portant sur l'apprentissage de la propreté peut également être soulevée à l'occasion d'une visite de routine chez le docteur, par exemple à l'occasion d'une visite pour une vaccination ou autre. Il est parfois aussi possible de téléphoner à son médecin pour en discuter tout simplement au téléphone.

Les enfants qui ont des besoins spécifiques

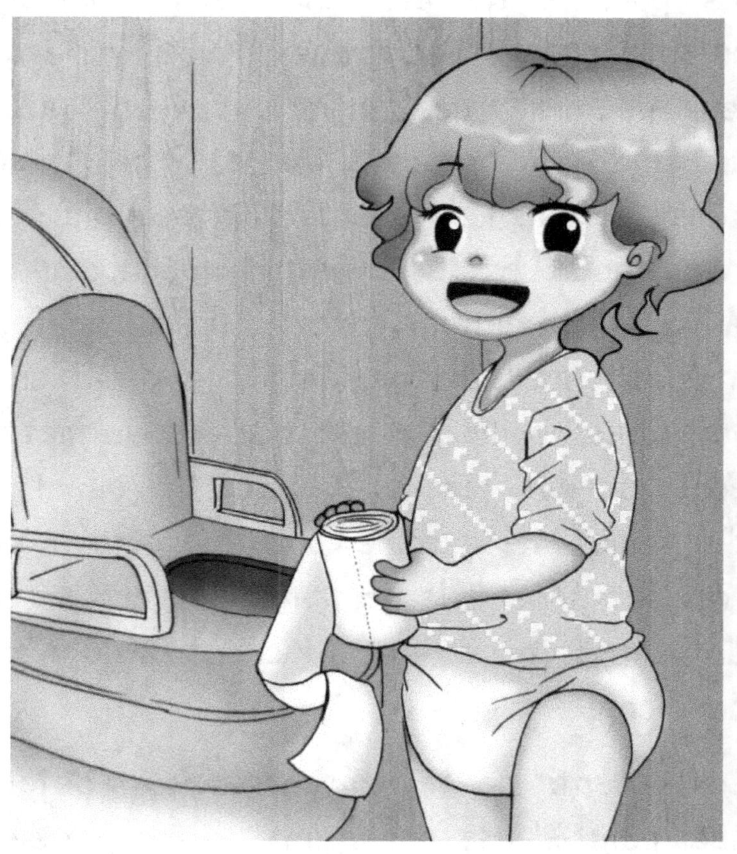

L'apprentissage de la propreté chez les enfants qui ont des besoins spécifiques, ou qui sont handicapés, peut parfois être un peu plus compliqué mais lorsque c'est le cas les parents de ces enfants ne doivent surtout pas se décourager. Avec l'aide de leur pédiatre, ces enfants peuvent aussi apprendre la propreté même si cela peut dans certains cas prendre un peu plus de temps que chez des enfants non handicapés. Ainsi, chez certains enfants, il faut parfois attendre qu'ils atteignent l'âge de 5 ans, voire plus, pour que le processus se mette enfin définitivement en place. La question du temps nécessaire pour atteindre ce résultat dépend largement de la nature et de l'importance de l'incapacité ou du handicap.

Les parents de ces enfants savent déjà à quel point il est important d'être patient, de les féliciter et de les encourager. L'apprentissage de la propreté n'y fait pas exception.

En résumé, les parents d'enfants qui ont des besoins spécifiques doivent anticiper que le processus d'apprentissage prendra peut-être un peu plus longtemps que ce à quoi ils peuvent s'attendre au départ. Pour ces parents il est utile d'aborder la question avec leur médecin traitant afin de discuter que ce qui peut être la meilleure approche en fonction des besoins spécifiques de l'enfant.

Dernières petites astuces

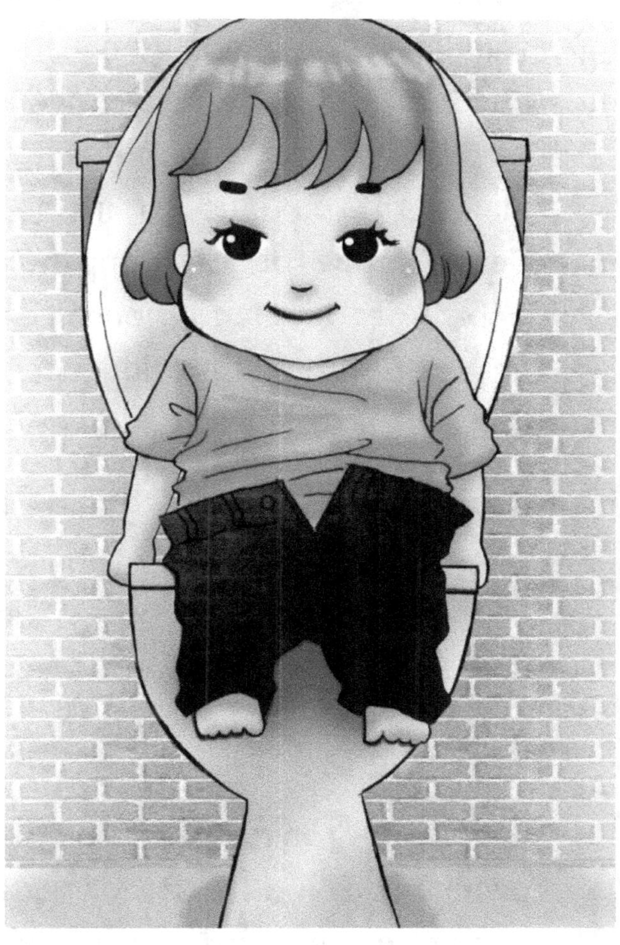

1.   Ne comparez pas votre enfant aux autres. Chacun est différent, et beaucoup de facteurs peuvent entrer en ligne de compte : l'âge, le tempérament, l'environnement familial, le sexe… Au final, tous les enfants finissent par apprendre à se servir des toilettes, plus ou moins tôt ou plus ou moins tard. Cette étape du développement de bébé n'est en rien un baromètre ou un signe de l'intelligence d'un enfant.

2.   Au moins 3 à 5 % des enfants passent par une phase de régression avant de devenir complètement propres. Ceci peut tenir à diverses raisons : leur tempérament, des raisons médicales mineures, ou même aucune raison du tout ! Il faut être patient et se montrer persévérant.

3. Le plus souvent, les parents arrivent à évaluer assez justement si l'enfant est prêt et à trouver instinctivement la méthode la plus adaptée à leur transition. En cas de doute, n'hésitez pas à discuter de vos difficultés avec votre pédiatre.

4. Ne montrez jamais votre irritation à l'enfant en cas de petit accident ou de régression. Cela ne pourrait qu'aggraver inutilement le problème. Et rappelez-vous que vous-êtes vous-même passé par là il y a de nombreuses années de cela.

5. Les parents d'enfants handicapés doivent rechercher les conseils et l'assistance de leur médecin à chaque étape de l'apprentissage. Ces enfants ont également besoin de beaucoup d'attention.

6.   Enfin, souvenez-vous que ce dont un enfant a besoin avant tout ce sont les encouragements et le soutien de ses parents.

Conclusion

L'apprentissage de la propreté est une étape importante du développement de votre enfant. Si vous êtes chanceux votre enfant transitionnera rapidement et sans difficulté particulière. Dans le cas contraire, il vous faudra être patient et ne pas faire peser une trop grande pression sur lui car ceci pourrait le bloquer et déboucher sur un résultat inverse de celui recherché. Ne montrez jamais votre colère ou votre frustration en cas d'accident. Devoir nettoyer le sol ou des vêtements souillés n'est jamais quelque chose d'agréable à faire mais ce n'est pas intentionnel et ce n'est pas fait pour vous embêter ou pour vous rendre la vie plus difficile. Cela fait simplement partie du processus d'apprentissage.

Souvenez-vous que cet apprentissage de la propreté ne devrait ni commencer trop tôt ni commencer trop tard. Recherchez les signes indiquant que l'enfant est prêt avant de vous lancer et suivez la méthode qui vous semble la plus adaptée. Au besoin n'hésitez pas à en parler avec votre pédiatre.

Bonne chance à vous !

Liz -

Si vous avez apprécié ce livre et l'avez trouvé utile, je vous serais très reconnaissante de bien vouloir laisser une revue sur Amazon. Pour nous petits éditeurs et auteurs indépendants ces revues sont très importantes !

Références

Articles

Stadtler AC, Gorski PA, Brazelton TB. Toilet Training Methods, Clinical Interventions, and Recommendations. American Academy of Pediatrics. Pediatrics 1999; 103:1359.

Martin JA, King DR, Maccoby EE, and Jaklin CN. 1984. Secular Trends and Individual Differences in Toilet-Training Progress. Journal of Pediatric Psychology 9: 457-468.

Largo RH, Molinari L, von Siebenthal K, and Wolfensberger U. 1996. Does a profound change in toilet-training affect development of bowel and bladder control? Dev Med Child Neurol. 38:1106-16.

Bakker E; Wyndaele JJ. 2000. Changes in the toilet training of children during the last 60 years: the cause of an increase in lower urinary tract dysfunction? British journal of Urology, 86(3):248-52.

Hodges, S. J., Richards, K. A., Gorbachinsky, I., & Krane, L. S. (2014). The association of age of toilet training and dysfunctional voiding. *Research and Reports in Urology, 6*, 127–130.

http://doi.org/10.2147/RRU.S66839

Brazelton TB (1962) A child-oriented approach to toilet training. Pediatrics. 29:121–128.

Livres

Diaper Free! The Gentle Wisdom of Natural Infant Hygiene. Natural Wisdom Press (2001) Ingrid Bauer.

Toilet Training in Less Than a Day. Pocket Books (1989) Azrin Nathan H, Foxx Richard M.

Little People: Guidelines for Commonsense Child Rearing. 4th ed. Overland Press Inc (1988) Christophersen Edward R.

Autres publications

American Academy of Pediatrics. *Toilet Training. Guidelines for Parents*. Elk Grove Village, Il: AAP; 1998.

Sites Internet

https://www.aap.org

https://www.wakehealth.edu/News-Releases/2014/Potty_Training_Before_Age_2_Linked_to_Increased_Risk_of_L

ater_Wetting_Problems,_Research_Sho
ws.htm